Kurzreferenz der
Himalayan Flower
Enhancers

© 2025 Tanmaya David Parsons, Carsten Sann
Verlag: BoD · Books on Demand GmbH, In de Tarpen 42, 22848 Norderstedt, bod@bod.de
Druck: Libri Plureos GmbH, Friedensallee 273, 22763 Hamburg

ISBN-10: 384-822-086-1
ISBN-13: 978-3-8482-2086-1

Texte: Tanmaya
Herausgeber: Carsten Sann
Titelfoto: Ivonne Wierink - Fotolia.com
Satz: Carsten Sann

Die Deutsche Nationalbibliothek verzeichnet diese Publikation in der Deutschen Nationalbibliografie; detaillierte bibliografische Daten sind im Internet über http://dnb.d-nb.de abrufbar.

INHALT

DIE GESCHICHTE DER BLÜTEN

Ich habe gelauscht und dies hier niedergeschrieben.

Es beginnt 1990 …

Ich lebte ungefähr vier Monate n einem abgelegenen Tal im indischen Teil des Himalayagebirges, als die Blüten begonnen haben, mit mir zu sprechen. Ich habe schon immer Blumen geliebt. Als Kind hatte ich viel Freude daran, im Frühling wilde Blumen zu pflücken. Vor einigen Jahren, während ich gerade ein Buch über Astrologie las, fiel mir eine Stelle besonders auf. Dort stand, dass man überrascht sein wird, wenn man seine Berufung im Leben findet, denn es wird etwas sein, was man schon als Kind getan hat. Ich habe mich in meine Kindheit zurückversetzt, die Idee direkt wieder verworfen und gedacht: „In meinem Fall stimmt das wohl nicht."

Nach vielleicht drei Monaten sehr einfachen Lebens in den Bergen, während derer ich Kräuter und Wurzeln gesammelt, Holz gehackt und Wasser getragen hatte, gewandert bin, meditiert habe und die unglaubliche Pracht der Berge in mich aufgesogen hatte, war mein Verstand still genug geworden, um die Blüten sprechen zu hören.

In Einklang mit den Blüten

Sie baten mich, sie zu essen, still dazusitzen und ihre Wirkung zu spüren. Während dieser Zeit würden sie mir von sich selbst erzählen und darüber, wie sie die Menschen unterstützen können. Sie baten mich, sie mit so vielen Menschen in der Welt wie möglich zu teilen.

Sie nannten sich selbst "Flower Enhancers" und sagten, dass sie keine Heilmittel für irgendetwas seien, das im Menschen nicht richtig ist. Ihre Aufhabe sei eher, das, was in Ordnung ist, zu verbessern („to enhance"), indem sie ihr Licht oder ihre Schwingungsfrequenz auf bestimmte Teile des menschlichen Körpers scheinen lassen, ihn öffnen und jegliche Dunkelheit, Blockaden oder gespeicherte Negativität vertreiben.

Ihre Wirkung besteht darin, Ganzheit zu stimulieren und hervorzurufen und das ist unser natürlicher Zustand. Die Natur des Körpers ist es, ein offener Kanal für die universelle Energie zu sein, und die Blüten bringen einen Funken der Erinnerung an diese Ganzheit in die Zellen.

Die stärkste Lebenskraft

Ich fragte sie, ob alle Blüten solche Kräfte hätten und sie antworteten: "Ja, alle Blüten haben ihre jeweiligen Eigenschaften, aber aufgrund des Missbrauchs durch die Menschen gibt es nur noch wenige Plätze auf der Erde, wo die Lebenskraft noch so stark und dynamisch ist, wie im Himalaya."

Dementsprechend werden die Himalayan Flower Enhancers in dieser Region mit Blüten hergestellt, die in einer Höhe von ca. 3.000 m wachsen. Sie rufen in den Menschen das Bewusstsein für den feinstofflichen Köper und die Lebenskraft des Planeten und für die Möglichkeit, ihre eigenen Körper durch Bewusstsein in Einklang zu bringen und zu unterstützen hervor.

Der Himalaya ist das jüngste Hochgebirge auf der Erde und ich erlebe ihn so, dass er eine pulsierende Lebenskraft hat, die ich in den 20 Jahren, die ich nun schon herumreise noch an keinem anderen Ort auf der Erde gefühlt habe.

Der Himalaya ist traditionell die Heimat der Buddhas. Viele Weise haben ihre Erleuchtung im Himalaya erfahren und sind später dorthin zurückgekehrt, um ihren Körper zu verlassen. Vielleicht ist es also ein doppeltes Phänomen – die unberührte Energie und Schönheit dieser Berge führt dazu, dass Menschen vollständig erblühen und die Aura oder das Energiefled dieser weisen Männer und Frauen erhöht die Schwingungsfrequenz der Berge. Es erscheint mir vollkommen natürlich, dass Blumen, die auf diesem Boden und in diesem Klima wachsen, Eigenschaften haben, die dabei helfen, den schlafenden Buddha in jedem Menschen zu erwecken.

Ich diesen wenigen Wochen haben die Blüten mir eröffnet, welche von ihnen ich verwenden sollte, um Essenzen für alle sieben Chakren oder Energiezentren des Körpers herzustellen. In manchen Fällen waren es mehrere Blüten für eine Essenz. Seit dieser Zeit habe ich noch viele weitere Blüten in mein Repertoire aufgenommen.

Der wilde Jasmin hat sich selbst angeboten, um universelle Liebe, Brüderlichkeit, Ehrfurcht und Wunder zu teilen. Er sagte, dass ich einige Tropfen als Katalysator in allen anderen Essenzen verwenden sollte, weil er die Fähigkeit, zu teilen, unterstützt. Wenn die Energie beginnt, sich zu bewegen, wenn die Chakren beginnen sich zu öffnen, dann kommt der Impuls zu teilen und sich selbst dem Leben anzubieten, zu tanzen, zu singen, zu feiern. Das ist die Essenz "Gratitude" (Dankbarkeit).

Eine andere Blüte, eine wunderschöne wilde Iris, nannte sich selbst "Hidden Splendour" (Verborgene Pracht) und sage, dass sie den Kaiser oder die Kaiserin in uns zum Vorschein bringt. Als ich die Blüte das erste Mal gegessen habe, und das war ein ganz schön großer Brocken, saß ich ganz oben an einer Bergflanke. Ich bin dann einem Pfad entlang eines herrlichen Flusses gefolgt und war erfüllt von dem Gefühl, dass die gesamte Erde mein Herrschaftsgebiet ist, mein Geburtsrecht.

Von damals bis heute

Inzwischen sind über 20 Jahre vergangen, seit die Blüten angefangen haben mit mir zu sprechen und meine eigenen Erfahrungen und mein Verständnis wurden von vielen, vielen Menschen auf der ganzen Welt geteilt und erweitert. Jeder erlebt die Blüten auf seine eigene, einzigartige Weise und kann etwas über ihre Kraft und Wirksamkeit aussagen.

Blüten sind einfache Wesen und sie spiegeln die Einfachheit der Selbstreflektion wider. Man braucht kein großartiges System oder irgendeine Philosophie – richtet Eure Aufmerksamkeit einfach still nach innen und stimmt Euch auf Euch selbst ein.

Tanmaya

DIE ENTSTEHUNG DER TASMANISCHEN ESSENZEN

Im Herbst 2003 verspürte ich plötzlich den starken Drang, nach Tasmanien zu reisen, der großen Inse südlich des Australischen Festlands. Ich hatte keine Ahnung warum, wo genau ich dort hingehen oder was ich genau dort tun würde. Der Ruf war jedoch eindeutig und beharrlich. Also packte ich meine Campingsachen ins Auto und buchte Tickets für mich, meinen Hund Pablo und das Auto für die Nachtfähre von Melbourne.

Die Reise nach Tasmanien

Nachdem ich mich auf den Weg gemacht hatte, war es klar, dass es die Südspitze der Insel war, die mich rief – obwohl ich keine Ahnung hatte, was ich dort vorfinden würde. Eigentlich wusste ich fast gar nichts über Tasmanien.

Sobald ich auf der Insel war, fuhr ich direkt nach Hobart, der Hauptstadt, die sich im Süden befindet. Dort verbrachte ich fünf Tage damit die Altstadt zu erkunden und mich zu fragen, was ich hier tat. Gleichzeitig zeigten sich, sobald ich außerhalb meiner gewohnten Umgebung und meiner Komfortzone war, eine Reihe von alten Themen.

Eines Nachmittags saß ich in einem Park über der Stadt und fühlte mich ziemlich verloren. Ich kämpfte mit alten, immer wiederkehrenden Gedankenmustern. Auf einmal lief mein Hund Pablo ein paar Schritte weg von mir, wälzte sich mit seinem Rücken auf der trockenen Erde und machte laute, glückliche Geräusche. Ich verstand seine Botschaft – und begann, genau das gleiche zu tun. Schlagartig war ich meine trüben Gedanken los und eins mit der Erde. Ich genoss ihren Geruch, die Sonne in meinem Gesicht und den Wind in meinen Haaren – Pablo, mein ständiger Lehrer und Führer hatte mich zurück ins JETZT gebracht. Es war an der Zeit, die Stadt zu verlassen.

Die nächsten zehn Tage verbrachten wir damit, auf Inseln, in Wäldern und an Stränden zu zelten. Eines Morgens wachte ich auf und bemerkte strahlend weiße Wallabies (kleine Kängurus), die um uns herum grasten – bis dahin hatte ich noch nicht einmal gewusst, dass sie überhaupt gab.

An einem Strand, an dem zu beginn des 20. Jahrhunderts eine Walfangstation gestanden hatte, konnte ich immer noch den Schmerz der Wale spüren. Deshalb führte ich eine kleine Zeremonie durch und warf ein Fläschchen mit einer Mischung aus Blütenessenzen und Sabina Pettitts Walessenz (Pacific Essences) in den Ozean, um an diesem alten Schlachtplatz einen Impuls für Liebe und Heilung zu setzen.

Die uralte Myrte

Ich meditiere mit einigen der höchsten und ältesten Bäumen Australiens. Ich verbrachte Stunden damit, an ihren Stämmen zu sitzen und ihre Stärke und Weisheit durch mich fließen zu fühlen. Anfangs spürte ich tiefe Trauer, als ich diese wenigen Baumriesen sah – sie sahen für mich aus wie Tiere im Zoo, die inmitten eines Ozeans aus Verzweiflung und Zerstörung gefangen gehalten werden. Der Wald um sie herum war gerodet, meistens um das Holz nach Übersee zu verkaufen

Ich war sehr traurig, dass nur noch so wenige der uralten Giganten übrig waren und fragte mich, wie Menschen nur so gefühllos sein konnten und diese Wesen, die seit fast einem Millennium dort gestanden hatten und mit Sicherheit einen unendlichen Vorrat an Weisheit in sich trugen, für ihren kurzfristigen wirtschaftlichen Gewinn zu zerstören. Aber nach einiger Zeit fing ich an Dankbarkeit dafür zu spüren, dass zumindest einige von ihnen noch standen und dass ich das Glück hatte, sie kennenzulernen.

An dem Tag, als ich beschloss, in die Stadt zurückzufahren, spürte ich bei dem Gedanken, diesen Ort zu verlassen, ein starkes Stechen im Herzen. Ich wanderte also stattdessen zu einem Wasserfall, von dem mir jemand erzählt hatte.

Mein Weg dorthin war wie ein Marsch durch Kriegsgebiet. Große Bereiche des Waldes waren in Schutt und Asche und es war nur noch blanke Erde übrig. Riesige Haufen aussortierter Bäume brannten und füllten die Luft mit Rauch. Es fühlte sich unwirklich und furchteinflößend an.

Sobald ich jedoch in das kleine Schutzgebiet mit dem altem Wald kam, war ich in einer anderen Welt.

Auf meinem Weg begegnete ich Pilzen und Schwämmen aller Arten, Formen und Größen. Viele von ihnen waren strahlend rot, lila, orange oder gelb. Aber es gab auch dass volle Spektrum der Erdtöne. Bei verschiedenen von ihnen verspürte ich den Drang, sie in mein Energiefeld einzuatmen, oft in ganz bestimmte Chakren. Ich erhielt die Botschaft, dass ich so ihre Energie aufnehmen und behalten würde. Weiterhin wurde mir gesagt, dass sie die Träger großer Weisheit und Lehren seien, und dass ich dies zur rechten Zeit auch auf der mentalen Ebene verstehen würde. In der Zwischenzeit sollte ich sie einfach in mein Energiefeld aufnehmen.

Als ich fast bei dem Wasserfall war, kam ich in einen Hain aus uralten Myrtenbäumen – urzeitliche, alte und knorrige Wesen. Ich sank voller Ehrfurcht auf die Knie und verstand augenblicklich, dass dies der Grund für meine gesamte Reise nach Tasmanien war.

Sowohl Pablo als auch ich rollten uns am Stamm einer der Myrten zusammen und fielen in eine Art Tagtraum, bei dem mir viele Informationen übertragen wurden, die ich aufnahm, jedoch noch nicht bewusst verstehen konnte. Ich erhielt die Botschaft, dass meine nächste Aufgabe hier stattfinden würde und dass ich zur rechten Zeit die Aufforderung erhalten würde, zurückzukehren. In der Zwischenzeit stellte ich eine Essenz aus einem Pilz her, der inmitten der Wurzeln des Baumes wuchs, sowie aus einigen Blättern, Rinde und Schlamm. Mit dieser Essenz habe ich ein ganzes Jahr gearbeitet und ich fühlte ein starkes Eingestimmtsein mit diesen Ältesten der Erde.

Drei Jahre später

Erst drei Jahre später kehrte ich zurück, diesmal zusammen mit Dr. Rosemary Beaumont, einer Freundin, die auch eine hochgradig intuitive Heilerin ist. Während der nächsten beiden Herbste entstanden die 22 Tasmanischen Essenzen und in den darauf folgenden sechs Jahren arbeitete ich mit ihnen und erforschte ihre Wirkung auf uns und eine Gruppe von ausgewählten Menschen.

Auf der Internationalen Blütenessenzen-Konferenz 2014 in Tokio habe ich die Tasmanischen Wildnis Essenzen der Öffentlichkeit vorgestellt. Seitdem erhalte ich begeisterte Rückmeldungen.

ANWENDUNG

Die Himalayan Flower Enhancers gönnen grundsätzlich genauso angewendet werden, wie Sie es vielleicht schon von Bachblüten gewohnt sind. Auch die Himalayan Flower Enhancers sind Stockbottles und können entweder einzeln oder als Mischung, sowohl direkt als auch verdünnt angewendet werden. Man kann sie einnehmen, auf die Haut auftragen, ins Badewasser geben. Diese Essenzen eignen sich auch hervorragend für Tiere und Pflanzen.

Dosierung

Die Arbeit mit Blütenessenzen ist hochgradig individuell. Eine „feste" Dosierung bzw. Anzahl von Tropfen, die man anwenden muss, gibt es nicht. Es gibt jedoch eine Reihe von Möglichkeiten, die optimale Anzahl von Tropfen für die jeweilige Essenz und das jeweilige Thema zu bestimmen. Das Wichtigste dabei ist, dass Sie wissen, dass Sie sich mit Essenzen keinesfalls schaden können. Das „Schlimmste", was passieren kann ist, dass nichts passiert.

1. Intuitiv – wählen Sie die Anzahl der Tropfen intuitiv aus. Die erste Zahl, die Ihnen in den Kopf kommt, ist die richtige. Dabei ist es sinnvoll, mit sich selbst zu vereinbaren, dass man nur Zahlen zwischen 1 und beispielsweise 12 wählt. Es hat normalerweise keinen Zusatznutzen, wenn man sehr viele Tropfen auf einmal nimmt.

2. Muskeltest – benutzen Sie den kinesiologischen Muskeltest, um die für Sie richtige Zahl zu ermitteln. Auch hier ist es sinnvoll, große Zahlen gründlich zu hinterfragen, wenn sie auftauchen. Lassen Sie sich in diesem Fall ggf. von einer anderen Person testen, um sicherzustellen, dass das Ergebnis stimmt.

3. Pendel – pendeln Sie die richtige Anzahl aus. Auch hier ist es sinnvoll, große Zahlen gründlich zu hinterfragen, wenn sie auftauchen. Lassen Sie in diesem Fall das Ergebnis ggf. von einer anderen Person bestätigen, um sicherzustellen, dass die Anzahl stimmt.

4. Biotensor – benutzen Sie einen Tensor, um die richtige Anzahl herauszufinden. Auch hier ist es sinnvoll, große Zahlen gründlich zu hinterfragen, wenn sie auftauchen. Lassen Sie in diesem Fall das Ergebnis ggf. von einer anderen Person bestätigen, um sicherzustellen, dass die Anzahl stimmt.

Wenn Sie sich intensiver mit dem Thema Essenzen beschäftigen möchten, kann ich Ihnen das Buch „Die Kunst & Technik der Anwendung von Blütenessenzen" von Cynthia Athina Kemp Scherer als Grundlagenbuch sehr ans Herz legen.

Herstellung einer Einnahmeflasche

Wenn Sie eine individuelle Mischung herstellen oder eine einzelne Essenz verdünnt einnehmen möchten, gehen Sie wie folgt vor:

1. Besorgen Sie sich ein leeres Pipettenfläschchen. Bereits verwendete Fläschchen können erneut verwendet werden, sollten jedoch sehr sorgfältig gesäubert bzw. ausgekocht werden. Insbesondere ist zu beachten, dass sich keine Reste von Reinigungsmitteln mehr in der Flasche befinden.

2. Füllen Sie das Fläschchen zu 25 % mit Weinbrand (ca. 40 % Vol. Alkoholgehalt). Bei einem 30 ml Fläschen sind das 7,5 ml. Der genaue Alkoholgehalt ist nicht der kritische Faktor, da der Weinbrand nur der Konservierung dient. Im Notfall können Sie auch anderen Alkohol verwenden (siehe jedoch oben - die energetische Wirksamkeit wird dabei nicht optimal konserviert). Wenn Sie aus welchem Grund auch immer keinen Alkohol vertragen, dann können Sie auch ganz darauf verzichten.

3. Geben Sie eine Anzahl von Tropfen aus der Stockbottle in das Fläschchen. Wählen Sie die Anzahl der Tropfen entweder intuitiv oder mithilfe von Muskeltest, Biotensor, Pendel, etc. Sie können selbstverständlich auch mehrere einzelne Essenzen in einer Einnahmeflasche zusammen mischen. Als Faustregel gilt dabei, nicht mehr als fünf Essenzen zu verwenden. Wenn Sie das starke Gefühl haben, dass es mehr sein müssen oder dies getestet haben, gibt es jedoch keinen Grund, dies nicht zu tun.

4. Füllen Sie das Fläschchen mit gutem Quellwasser (ohne Kohlensäure) auf und verschütteln Sie es für einige Sekunden kräftig. Beschriften Sie das Fläschchen, damit Sie auch noch in einigen Tagen oder Wochen wissen, was darin ist.

5. Die so hergestellte Einnahmeflasche ist mindestens 12 Monate haltbar, wenn Sie Weinbrand zur Konservierung verwendet haben. Eine unkonservierte Einnahmeflasche sollte nach zwei Wochen aufgebraucht sein, da das Wasser sonst umkippen kann.

Lagerung

Essenzen sind Schwingungsmittel, daher können sie auch theoretisch von Schwingungen beeinflusst werden. Unsere Essenzen sind in der Regel vom Hersteller energetisch versiegelt, so dass die normalen, in der Umwelt vorhandenen elektromagnetischen Schwingungen ihnen nichts ausmachen. Dennoch sollten Sie darauf achten, dass Sie die Fläschchen nicht für längere Zeit in unmittelbarer Nähe eines Mobil- oder schnurlosen Telefons aufbewahren.

Auch die Aufbewahrung im Kühlschrank ist aufgrund der elektromagnetischen Schwingung der Stromversorgung eher schädlich als nützlich. Wenn möglich bewahren Sie Ihre Essenzen auch mit mindestens einem Meter Abstand zur nächsten Steckdose oder Stromleitung auf, da diese auch ein elektromagnetisches Feld (50 Hz) erzeugen.

HIMALAYA ESSENZEN

Diese Essenzen werden im Parvati Tal im indischen Teil des Himalayas hergestellt. Parvati war Shivas geliebte, tantrische Gemahlin. Dies ist eine wunderschöne Metapher, wenn es darum geht, die Energien der Essenzen und der Landschaft, aus der sie kommen, zu beschreiben: Eine leidenschaftliche Reise um die Wahrheit durch das Gefäß des Körpers zu erforschen und dabei alles, was uns als Hindernis oder Herausforderung erscheint, in Liebe und Bewusstsein zu transformieren.

Astral Orchid

Astrale Orchidee

Eine höhere Oktave des dritten Auges. Um sich mit dem Höheren Selbst zu verbinden. Channeling.

Aura Cleansing

Aurareinigung

Reinigt und erfrischt die Aura, fügt Leichtigkeit und Funkeln zum Energiefeld hinzu. Hervorragend für die Anwendung im Badewasser oder im Sprühfläschchen – kann auf den Körper oder im Haus versprüht werden.

Blue Dragon

Blauer Drache

Verbessert die Einsgerichtetheit des Verstandes und den mentalen Fokus. Hervorragend bei der Meditation.

Cedar

Zeder

Gibt Erdung und Mut, Stabilität, Stärke und Lebenskraft. Fördert starke Wurzeln in die Erde, damit unsere Äste hoch nach oben in den Himmel reichen können.

Champagne

Champagner

Um zu feiern. Eine leichte, freudige Essenz. Wenden Sie sie zusammen mit der Essenz „Ecstasy" für eine angenehme Nacht des Feierns oder mit „Down to Earth" und „Ecstasy" für eine Tantra-Nacht an. Teil des Sets für Liebe & Sexualität (Paare).

Children's Flower

Kinderblüte

Eine schützende Essenz für Kinder, die ihnen hilft, ihre ursprüngliche und ungestörte Verbindung mit der Welt der Natur zu behalten. Fördert Glücklichsein, Freude, Verspieltheit, Unschuld und Widerstandsfähigkeit. Auch wunderbar für große Kinder – verbindet Erwachsene mit ihrem inneren Kind. Teil des Sets für Liebe & Sexualität (Sing es).

Chiron

Chiron

Gibt Einsicht in die Wunde, die uns von unserer Essenz abgetrennt hat und uns davon abhält, unsere Wahrheit zu leben. Für Heiler; aktiviert die schamanischen Energie und klärt den Punkt der Abtrennung im Klienten. Kann Chiron Transite klären. Teil des Sets für Liebe & Sexualität (Singles).

Expansion

Ausdehnung

Öffnet und löst Anspannungen, besonders im Brustbereich. Bringt Weite in das Herzchakra. Teil des Sets für Liebe & Sexualität (Singles).

Gateway

Portal

Hilft in Übergangszeiten, bei Übergangsritualen, der dunklen Nacht der Seele. Gibt Stärke, Mut und Widerstandsfähigkeit, wenn in uns Aufruhr herrscht. Teil des Transformations-Sets.

Golden Dawn

Goldene Dämmerung

Besonders gut für Frauen. Heilt alte Wunden in Bezug auf sexuellen, psychischen, emotionalen und körperlichen Missbrauch durch Männer. Lenkt das Bewusstsein auf die inneren Begrenzungen, die Frauen ihrer weiblichen Seite aufgrund ihrer mentalen Konditionierung selbst auferlegen, weil sie in einer von Männern dominierten Gesellschaft aufgewachsen sind. Teil des Sets für Liebe & Sexualität (Paare).

Happiness

Freude

Ruft ein inneres Strahlen hervor, das uns lächeln lässt. Ein beruhigendes Leuchten durch den ganzen Körper hindurch, das den Verstand entspannt.

Healing

Heilung

Bringt uns mit den grundlegenden Kräften des Lebens in der Natur in Berührung. Hilft ganz besonders Heilern, die in Städten oder extrem städtischen Umgebungen arbeiten. Kann direkt auf dem Hara angewendet werden oder wo auch immer das Fehlen von Energie bemerkt wird.

Heart of Tantra

Herz des Tantras

Erschafft einen Kreis aus Licht zwischen dem Wurzelchakra und dem Herzen. Besonders für Männer verbindet die Essenz den Solarplexus mit dem Herz und bringt damit den Sex von der Ebene der „Macht" auf die Ebene der „Liebe". Teil des Sets für Liebe & Sexualität (Paare).

Hidden Splendour

Verborgene Pracht

Bringt unsere innere Schönheit hervor. Hilft dabei, wenn wir uns wertlos, zusammengezogen, unbedeutend oder klein fühlen. Teil des Sets für Liebe & Sexualität (Singles).

Let Go

Loslassen

Eine „Fische"-Blüte (Sternzeichen). Sich in dem Moment verlieren, Entspannung, Hingabe. Die Paddel über Bord werfen und das Boot dahin fahren lassen, wo es will. Wunderbar bei Hypnose oder geführten Fantasiereisen. Teil des Sets für Liebe & Sexualität (Singles). Teil des Transformations-Sets.

Nirjara 1

Nirjara 1

Hervorragend, wenn es darum geht, alte Programmierungen zu löschen. Immer, wenn es eine bewusste Absicht gibt, eingeprägte Einstellungen und Verhaltensmuster zu verändern, dann kann diese Essenz dabei helfen, überholte Prägungen auf Zellebene zu löschen. Teil des Transformations-Sets.

Nirjara 2

Nirjara 2

Hilft dabei, besonders den Mentalkörper von Konditionierungen zu befreien. Hilft dabei, alte Gedankenmuster aufzulösen, die nicht länger angemessen sind. Unterstützt dabei, auf das Leben auf neue Art zu reagieren – unbelastet von Erwartungen oder Ängsten aus der Vergangenheit. Teil des Transformations-Sets.

Opium Poppy

Schlafmohn

Hilft uns, uns aus suchtähnlichen emotionalen Mustern und zwanghaften Verhaltensmustern zu lösen, die uns in der Vergangenheit festhalten.

Pangong Tso

Pangong Tso

Verbindet das Körperliche und das Spirituelle. Es geht darum wie der Körper, der eine Manifestation des Geistes ist, sich selbst, seine Widerstandsfähigkeit, seine Kraft und seine Sehnsucht nutzen kann, um aus seiner Identität mit der Form auszubrechen und den Himmel zu berühren und mit ihm zu verschmelzen.

Die Essenz offenbart das, was still und gelassen im Inneren ruht, während die Auseinandersetzung mit der Welt stattfindet: sowohl der Körper, der sich als Form manifestiert, als auch der Geist, aus dem die Form hervorgeht. Die Pangog Tso Essenz ehrt beide.

Pink Primula

Rosa Primel

Öffnet das Herz für das reine Entzücken und die Freude, am Leben zu sein.

Pluto

Pluto

Löst Ärger und Frustration auf. Eine kraftvolle Essenz, um die eigene „dunklere" Seite, die oft abgelehnt wird, anzunehmen. Bringt Stärke und Klarheit in denjenigen Aspekt, in dem Pluto im Geburtshoroskop steht. Erleichtert Pluto Transits.

Purple Orchid

Lila Orchidee

Eine Tür nach innen. Um Zugang zu tieferen Ebenen in uns zu erhalten. Gut für alle, die es als schwer empfinden, ihren Fokus nach innen zu richten.

Rock Primula

Felsenprimel

Ruhige Annahme oder Verbindung mit unserer inneren Schönheit – egal was auch immer um uns herum vorgeht.

Roots and Wings

Wurzeln und Flügel

Hilft uns, unsere Visionen und Träume in der materiellen Welt zu verwurzeln und gibt uns gleichzeitig den Mut, die Welt durch die Augen der Liebe und Offenheit zu sehen. Mischung aus White Orchid und Cedar.

Sat-Chit-Ananda

Sat-Chit-Ananda

Eine Meditationsessenz. Hervorragende Unterstützung, um sich mit dem Herz des Seins zu verbinden.

Mischung aus Nirjara, Nirjara 2, Pink Primula, Rock Primula und White Orchid.

Sober Up

Nüchtern werden

Erdend. Gleicht überschießende Energie im Kopf aus. Hilft dabei, Menschen mit einer Neigung zu Drogen- oder Alkoholkonsum und ähnlichen Problemen, Gleichgewicht und Stabilität zu geben.

Trust

Vertrauen

Bringt uns in einen Zustand des Vertrauens in das große Ganze – dass wir genau dort sind, wo wir jetzt sein sollen. Heilt außerdem Wunden zwischen Liebenden und ermöglicht eine tiefere Ebene der Einheit. Teil des Sets für Liebe & Sexualität (Paare).

Vital Spark

Lebensfunke

Stärkt die Vitalität und Lebenskraft, besonders in schockierenden oder traumatischen Situationen, oder wenn wir Angst oder andere extreme Emotionen spüren. Gut für gestresste Tiere und Pflanzen (z.B. beim Umtopfen).

White Orchid

Weiße Orchidee

Eine höhere Oktave des Herzchakras. Zugang zu den Engelebenen des Herzens, Mitgefühl und Entzücken. Teil des Sets für Liebe & Sexualität. (Faare) Teil des Transformations-Sets.

BLÜTEN AUS ALLER WELT

Die „Blüten aus aller Welt" der Himalayan Flower Enhancers werden von Tanmaya an verschiedenen Orten hergestellt. Es handelt sich um Schwingungsmittel, die auf einzigartige Weise gleichzeitig körperliche, mentale emotionale und spirituelle Aspekte ansprechen.

Endurance

Ausdauer

Entschärft unangemessene Einstellungen und Glaubenssätze in Bezug auf das Altern. Unterstützt jugendliche Kraft, Vitalität und Ausdauer.

Goddess

Göttin

Fördert die Energie der Göttin, der weise Frau. Ruft Schönheit, Anmut, Empfänglichkeit, Geduld, Liebe und weibliche Stärke hervor. Mond/Venus Energie. Teil des Sets für Liebe & Sexualität (Paare).

Isan

Isan

Hilft dabei, Körper und Geist zu integrieren und so die Säule der Weisheit zu erbauen, über die der Zen Meister Isan spricht. Sie ist wunderbar, wenn man sie nach einer Therapiesitzung oder einer Meditation nimmt. Kraftvoll bei der Auflösung von Fremdenergien oder übersinnlichen Störungen.

Lotus

Lotus

Unterstützt das Kronenchakra. Hervorragend bei der Meditation. Allgemeines Tonikum und Reiniger für das gesamte System. Die Essenz wurde während eines Stier-Vollmondes hergestellt.

Morning Glory

Punkwinde

Begrüßen wir den Morgen mit Enthusiasmus! Verbessert die Lebenskraft und stärkt das gesamte Nervensystem. Reduziert nervöse Verhaltensweisen. Hilft dabei, Suchtmuster wie z.B. das Rauchen zu durchbrechen. Gut, wenn man nachts nicht schlafen kann

Rapa-Nui

Osterinsel

Erweckt die uralte Erdenergie und heilt Wunden aus vergangenen Leben, indem wir uns mit der Weisheit Gaias verbinden. Die Essenz wurde mit Meerwasser an der ältesten Kultstätte auf den Osterinseln in der Dunkelheit des Mondes hergestellt. Es wurden dabei ein Obsidian aus dem größten Vulkan der Insel und eine Mira-Tahiti Blüte verwendet.

Renaissance

Wiedergeburt

Hilft uns dabei, uns zu lösen, wenn wir emotional an der Vergangenheit hängen. Unterstützt Suchende in schwierigen Zeiten, indem sie das Verständnis vermittelt, dass die Blüte in jedem Moment beginnen kann – unabhängig von äußeren Zuständen und Bedingungen. Diese Essenz ist unter einem Fische-Vollmond mit der zusammen mit der Herstellerin derArarêtama Essenzen, Sandra Epstein, entstanden.

Veil of Dreams

Traumschleier

Tritt durch den Schleier der Träume und hinein in die Mysterien. Hervorragend, wenn man sie vor dem Einschlafen nimmt. Verbessert unsere Fägigkeit, bewusst zu träumen. Kann in Verbindung mit „Clarity" und „Blue Dragon" bei der Arbeit mit übersinnlicher Wahrnehmung verwendet werden.

Warrior

Krieger

Fördert die männliche Stärke, Erdung und Mut. Stärkt die männliche Sexualität, die Stärke des Dasenszwecks. Sonne/Mars Energie. Teil des Sets für Liebe & Sexualität (Paare).

CHAKRA ESSENZEN

Die Chakra Essenzen der Himalayan Flower Enhancers sind speziell darauf ausgerichtet die sieben Hauptchakren des Menschen ins Gleichgewicht zu bringen. Die achte Essenz – Gratefulness – spannt den Bogen über alle Chakren und fördert die Qualität der Dankbarkeit in uns. Die acht Essenzen sind zusammen als Chakraset erhältlich.

Down to Earth

1. Chakra – Erdung

Steht in Verbindung mit dem Wurzelchakra und ist die erste Essenz im Chakraset. Hilft bei geringer Libido, Verwundungen in Bezug zur Sexualität, Existenzängsten, wenn man ungeerdet ist, bei unterschwelligen oder verborgenen Ängsten, Trägheit oder Mangel an Antrieb.

Well Being

2. Chakra – Wohlbefinden

Steht in Verbindung zum Hara und ist die zweite Essenz im Chakraset. Ermöglicht uns, einfach zu „sein". Hilft dabei, verinnerlichten Zorn, Geburtstraumen und Angst vor dem Tod zu zerstreuen.

Strength

3. Chakra – Kraft

Steht in Verbindung mit dem Solarplexus und ist die dritte Essenz im Chakraset. Hilft bei zu wenig Selbstsicherheit, allgemeiner Unsicherheit, Mangel an Kraft, Mangel an Ausrichtung, Mangel an Motivation, Hoffnungslosigkeit, Niedergeschlagenheit.

Ecstasy

4. Chakra – Ekstase

Steht in Verbindung zum Herzchakra und ist die vierte Essenz im Chakraset. Hilft dabei, die Fülle des „leeren Herzens" zu erfahren. Unterstützt bei Starrheit, Verkrampfung, Bitterkeit, Eifersucht, wenn man sich ungeliebt fühlt, andere zu sehr kritisiert, desillusioniert ist, zu wenig Vertrauen hat, sich zurückzieht und leicht reizbar ist.

Authenticity

5. Chakra – Authentizität

Steht in Verbindung zum Kehlchakra und ist die fünfte Essenz im Chakraset. Hilft bei Schüchternheit, Angst davor, die eigenen Wahrheiten auszusprechen, Besorgtsein, Mangel an Überzeugung und wenn man nicht dazu bereit ist sich zu ändern.

Clarity

6. Chakra - Klarheit

Steht in Verbindung zum dritten Auge und ist die sechste Essenz im Chakra Set. Hilft bei schlechter Konzentrationsfähigkeit und wenn man die Richtung verloren hat. Gleicht überschießende sexuelle Energie aus. Vertreibt das Gefühl der Isolation, Entfremdung und Bedeutungslosigkeit.

Flight

7. Chakra - Fliegen

Steht in Verbindung zum Kronenchakra und ist die siebte Essenz im Chakraset. Hilft, wenn man sich abgetrennt, isoliert, bedeutungslos oder unbedeutend fühlt.

Gratefulness

Alle Chakren - Dankbarkeit

Gratefulness (Dankbarkeit) ist die letzte Essenz im Chakraset. Sie hilft bei egozentrischen, eigennützigen und urteilenden Haltungen. Sie unterstützt die Akzeptanz der eigenen Schönheit und der Schönheit anderer.

GULAGA ESSENZEN

Die Gulaga Essenzen der Himalayan Flower Enhancers werden von Tanmaya im gleichnamigen Nationalpark in Australien hergestellt. Der Gulaga selbst ist ein Berg an der südöstlichen Küste Australiens und er ist dem Volk der Yuin heilig, das ihn (sie) als die Mutter, den Ursprung der Schöpfung ansehen. Sie (der Berg) ist der Blickfang der Küstenlandschaft und ihre Gegenwart wird von allen Menschen (Eingeborenen und Nicht-Eingeborenen) gespürt, die diese Gegend besuchen oder dort leben. Sie inspiriert, heilt, konfrontiert und nährt und verkörpert heilige Weisheit und die Schönheit der Erde.

Gulaga

Gulaga

Eine kraftvolle Essenz der Transformation. Sie beleuchtet schonungslos alles, was uns nicht länger auf unserem Weg dienlich ist und löst es auf. Sie bringt uns wieder in Einklang mit unserem Lebenszweck. Die Essenz entstand während einer Sonnenfinsternis aus einem roten Pilz an der heiligen Stätte auf Gulaga, einem Berg am südlichsten Abschnitt der Ostküste Australiens.

Gulaga Crystal

Gulaga Kristall

Die Essenz entstand aus einem Bruchstück einer Quarzader, die Gulaga (die Mutter) mit Natchanuka (ihrem Sohn) verbindet. Sie vermittelt erdende Vision und verbindet uns wieder mit der Quelle. Bestandteil des Transformationssets.

Gulaga Orchid

Gulaga Orchidee

Öffnet das Herz, damit man sich selbst und anderen vergeben kann. Bestandteil des Sets für Liebe & Sexualität (Singles).

Peace

Frieden

Öffnet alle Kanäle, um Prana (Lebensenergie) zu empfangen. Entspannt uns tief in den Moment und wir akzeptieren das Leben so wie es ist.

Phoenix Rising

Der Phönix steigt auf

Selbst der botanische Namen der Pflanze spiegelt ihre Wirkung wider, denn die Qualität dieser Essenz ist wie der Phönix, der sich aus der Asche der Vergangenheit erhebt und neu geboren wird. Sie bietet uns die Möglichkeit, die Vergangenheit loszulassen, unsere alten emotionalen, mentalen und körperlichen Gewohnheiten, unsere längst vergessenen Traumata, die unsere Persönlichkeit und unser Verhalten unbewusst geprägt haben, und neu zu beginnen. Dies gilt sowohl für die persönliche als auch für die kollektive Ebene.

Protection

Schutz

Bietet Schutz vor unerwünschten fein-stofflichen, emotionalen Energien. Kann zur Raumreinigung (Space Clearing) verwendet werden.

Repatterning

Neue Muster

Hilft uns dabei, uns für neue Informationen zu öffnen und sie im Körper zu verankern. Setzt die Energiekanäle zurück, damit wir mit unserem wachsenden Bewusstsein Schritt halten können.

Sludge Buster

Reinigung

Eine gute Essenz für den „Frühjahrsputz" – in all den schmutzigen Ecken und Winkeln von Körper, Geist und Seele.

Spider Fungus

Spinnenpilz

Hilft dabei, früheste Wunden/Fehlfunktionen im ersten Chakra aufzudecken, besonders wenn es um das Thema Sexualität geht.

Synergy

Synergie

Verbessert die gegenseitige Verbindung und stellt das Gefühl der Gemeinschaft und Kooperation her.

Tracking

Klarheit & Fokus

Bringt Klarheit, Konzentration und Erkenntnis in Problembereiche in uns oder in einem Klienten.

Transmutation

Umwandlung

Diese Essenz hat die Qualität, uns dabei zu helfen, sozusagen „aus der Haut zu fahren". So wie die Raupe, wenn sie den Kokon um sich spinnt und sich schlafen legt, nur um aus ihrem Traum als wunderschöner Schmetterling wieder aufzuwachen. Es geht darum, alte Muster loszulassen und etwas Neues entstehen zu lassen - etwas Neues, das man sich bisher vielleicht sogar nicht einmal vorstellen konnte. Dabei geht es eher um eine etwas radikalere Art von Umbruch, statt einer allmählichen Transformation.

Diese Essenz ist im Licht des Supermondes im November 2016 entstanden, als der Mond der Erde näher war, als in den 68 Jahren zuvor.

Womb with a View

Gebärmutter mit Aussicht

Bringt Erkennen und Loslassen von Energien, die wir im Mutterleib aufgefangen haben, die nicht unsere eigenen sind und die nicht unserem höchsten Daseinszweck dienen.

TASMANISCHE ESSENZEN

Die Tasmanischen Essenzen werden hauptsächlich mit den Energien von Pilzen hergestellt, die in der Wildnis des Südens von Tasmanien, einer Insel vor Australien, wachsen. Nur die Spitze von Südamerika und die Antarktis liegen auf unserem Planeten noch weiter südlich. Die Wälder sind unberührt und die Ozeane sind rein. Die riesigen Myrtenbäume sind hunderte von Jahren alt und ihre Spezies gibt es schon seit den Zeiten von Gondwanaland, vor 780.000 Jahren.

Ancient Mytle

Ich bin das uralte Wesen. Ich atme den Kosmos in die befruchtete Erde.

Die uralten Myrten sind die Giganten des Urwalds und strahlen eine spürbare, kraftvolle Präsenz aus. Sie stellen die Verbindung zum Kosmos her und fördern das Gewahrsein. Die uralte Energie der Myrten weckt das menschliche Bewusstsein auf, damit es sein volles Potenzial als universelles Portal erreichen kann.

Assimilation

Ich verdaue das Leben und richte mich gezielt darauf aus.

Dieser Pilz bietet und tief gehende energetische Heilung auf der Ebene der Emotionen und der Familie an, indem er alte Verspannungen im zweiten und dritten Chakra auflöst. Er ist ein wunderbarer Heiler und kann uns tiefen Frieden, Harmonie und Leichtigkeit bringen.

Bleeding Heart

Ich stehe hier alleine und bin durch das Blut der Zeitalter unverwüstlich.

Bleeding Heart ist ein wunderbares Geschenk. Das Gewahrsein der Schmerzen der Welt wird im Balance und in Stille gehalten – in einem felsenfesten Gleichgewicht. Dieser Pilz ruft in uns großes Mitgefühl hervor, wie das blutende Herz Jesu.

Bleeding Heart ermöglicht eine tiefgehende Reinigung des kollektiven Herzens in diesen schmerzhaften Zeiten.

Buddha's Ears

Ich höre gut zu!

Die Essenz gibt ein intensive Gewahrsein der Geräusche und der Welt um uns herum, die sogar in andere Dimensionen reicht – dadurch wird die Vorstellung der Trennung aufgelöst und es herrscht Einssein.

Erfahrungsgemäß breitet die Energie sich aus und löst „Knoten" – Blockaden in unseren miteinander verbundenen Energiefeldern – auf, sowie Knoten in Beziehungen, durch das Ego erschaffene Knoten und alle Hindernisse im Fluss des Lebens die wir erschaffen. Die Essenz bringt die Lösung.

Coming Home

Bei mir geht es darum, Dinge „aus dem Kreuz" zu haben.

Dieser Pilz löst, entspannt und erneuert, damit wir vollständiger und authentischer der sein können, der wir sind - unbeeinflusst von äußeren Erwartungen und Konformität. Es ist so, als ob er unerwünschte, aber kräftige Energiebahnen auslichtet, die unser Leben bestimmt haben, um unterstützendes Wachstum zu fördern.

Erfahrungsgemäß beschleunigt sich der Energiefluss im Bereich des Brustkorbs rapide. Danach breitet sich eine kräftige Energie aus, die tiefgehenden Frieden erschafft und ein Wohlgefühl erschafft, die wir in der oberen Körperhälfte spüren.

Delight in Being

Ich bin Entzücken, Freude und eine Feier der Fruchtbarkeit.

Dieser Pilz fördert das Gefühl, dass man sich in dieser körperlichen Existenz sehr wohl fühlt - entspannt, ungestört, geschützt und einfach in Stille IST.

Erfahrungsgemäß findet eine quirlige Einstimmung auf die kleinen Wesen in der Welt der Pilze und des Waldes statt, die mit dem Gefühl des Ganzseins verbunden ist.

Fierce Love

Ich verursache kräftige innere und äußere Beben, reinige Räume und vergrößere die Fähigkeit der Menschen, zu lieben.

Dieser Pilz reflektiert Liebe und erweckt aktiv neue Zustände - Ganzheit manifestiert sich, indem man vollständig präsent und verkörpert ist.

Erfahrungsgemäß reißt die Essenz alle Sorgen des Verstandes mit der Wurzel aus und bringt uns zurück ins Hier und Jetzt. Sie durchwühlt den Dreck, reinigt und bringt uns zurück zu Ausweitung, Leichtigkeit und Wohlbefinden.

Get Down

Ich bringe die Unterstützung der Erde durch ein starkes, stabiles und sicheres Fundament.

Dieser Pilz stärkt die Vitalität im ersten Chakra. Die Alltäglichkeit von Sexualität und Körperlichkeit werden zusammen mit einer erweiterten Schärfe der Sinne geerdet.

Giant Eucalypt

Ich bin sehr gut verbunden und kann wählen, was ich wahrnehme - egal wo.

Mein Körper ist die Erde und ich bin schon seit Anbeginn der Zeit als Planet Erde hier. Ich bin der Wald und die Berge, der Ozean und alle Lebewesen. Es gibt nichts Verkörpertes, das ich nicht auch bin. Ich bin still und geduldig. Unerschütterlich und unbehelligt. Die Giant Eucalypt Essenz erdet die Seele in ihrer physischen Inkarnation.

Green Earth

Ich bin die Verbindung zwischen Menschen und Erde, der ungezähmten Erde. Ich helfe bei der Angst vor der wilden Natur.

Die Green Earth Essenz gibt dauerhaften Frieden und Unterstützung. Wenn man die Welt der Natur annimmt, löst sich Anspannung im Körper. Die Fruchtbarkeit dieses Pilzes ist die Energie des Waldes.

Erfahrungsgemäß verwandeln sich mit dieser Essenz soziale Trauer, Chaos und chaotische Einflüsse in stabile, ruhige Integration.

Kelp of the Great Southern Ocean

Ich bin eins mit den Bewegungen des Lebens.

Flexibilität, Fließen und Annahme sind die Geschenke dieses Seetangs – ich fließe mit allem was geschieht und bin gleichzeitig fest verankert.

Erfahrungsgemäß lösen sich Anspannungen und Widerstände in Bezug auf das Leben, wenn man in das ozeanische Verbundensein eintaucht.

Liver Lover

Ich eliminiere Verspannungen und Schmerzen, sowohl auf körperlicher als auch auf emotinaler Ebene. Außerdem erhöhe ich die Flexibilität.

Dieser Pilz reinigt den Lebermeridian, bringt Entspannung und löst den Bereich um das dritte Chakra. Erfahrungsgemäß kommen mit der Essenz Wertschätzung und Dankbarkeit für alle Organe im Körper – wir danken ihnen für ihre Arbeit.

Orange Trickster

Ich bin ganz für das Leben und springe mit leeren Händen in das Nichts.

Die Botschaft und Wirkung dieser Essenz ist es, „Loszulassen", damit wir Zustände, ganz besonders solche in denen der Fluss der Liebe blockiert ist, ändern und verlassen können. Der Orange Trickster rüttelt die starren Strukturen auf, und ermöglicht den freien Fall in die Liebe

Pagoda People

Ich bin voller Wohlbefinden, vollständig sicher und verbunden.

Die „Pagoda People" sind eine Gemeinschaft von kleinen gelben bis orangenen Pilzen, die sich um einen Pagodenpilz gruppieren. Im Wald sehen die Pagodenmenschen wie Kinder aus. Sie geben ein Gefühl von widerhallender Verbundenheit, von Gemeinschaftssinn, der spielerisch und fröhlich ist und die Freude darüber feiert, am Leben zu sein.

Past Lives

Ich lockere und löse Energieblockaden, um die Integration des gesamten Seins zu ermöglichen.

Diese Pilzessenz ist für tiefgehende Traumen, die in Zusammenhang mit Missbrauch, Sex und Tod stehen, und im ersten Chakra gespeichert sind. Die Heilung findet sowohl auf individueller als auch auf kollektiver Ebene statt. Nachhaltige Wunden erzeugen Muster, die sich wie eine Kaskade durch unser Leben, Ereignisse und Beziehungen ziehen. Diese können an der Quelle transformiert werden, genau dort, wo die Energie unser Verhalten steuert.

Radiant Light

Ich lasse mein freudvolles, goldenes Licht in die Bereiche des Körpers scheinen, die es brauchen - und vertreibe die Dunkelheit.

Diese Pilzessenz erweitert das Bewusstsein auf Basis des regulären Lebens. Sie bringt tiefe Entspannung, mühelose Präsenz, freudige Erfüllung und die pure Freude am Sein.

Red Ganesh

Ich lasse Hindernisse verschwinden und erschaffe Klarheit.

Dieser Pilz unterstützt dabei Hindernisse auf intuitiver Ebene neu zu erleben. Dies öffnet den Weg für eine horizontale Ausweitung des Lichts. Erfahrungsgemäß werden Hindernisse zuerst mit all ihrer Unbequemlichkeit wahrgenommen, und lösen sich dann auf wenn das Licht sich ausweitet. Damit verschwindet auch ihre Last von unseren Schultern.

Red Kali

Ich bin die weise alte Frau, die fest mit der Erde verwurzelt ist. Ich kenne das Leben und seine Wege, Flüsse und Berge, die in die Konturen von Zeit und Ort geschnitten sind.

Red Kali harmonisiert die weibliche Sexualität und wilde Liebe. Sie leitet eine ruhelose spirituelle Reise in den Kern unseres Seins ein und fordert leidenschaftlichen Ausdruck.

Die Energie entspricht einer weiblichen Version des Planeten Mars, dem weiblichen „Yang", der „aktiven" Frau, der wilden Frau.

Simplicity

Ich bin einfach, tief, still und gewöhnlich.

Simplicity gibt uns tiefe Entspannung und Selbstakzeptanz – keine Aktion, kein Tun, keine Fixierung, man ist sich einfach nur des Seins bewusst.

Singularity

Ich bringe linke und rechte Gehirnhälfte ins Gleichgewicht, und bewege das Bewusstsein in einen weiten Raum und gleichzeitig in Übereinstimmung mit der Erde.

Singularity hilft dabei, kosmogene Kräfte (kosmische Strahlung) loszulassen. Die Essenz ist wie die Weiße Tara, die Göttliche Lebendige Mutter.

Erfahrungsgemäß wirkt die Essenz wie eine Dusche aus weißem Licht, das den Energiekörper auf eine höhere Frequenz einstimmt.

Sorrow

Ich bin der Schmerz der Erde und aufwühlende Trauer – die in einer Matrix der Stille gespeichert, unterstützt und integriert wird.

Diese Pilzessenz hilft dabei, wenn man nicht in der Lage ist, sich auf tiefgehende Weise mit der eigenen Trauer oder Verlusten zu verbinden, auch auf der unbewussten Ebene. Sie hilft uns, unser Leben, unsere Handlungen und unsere Entscheidungen selbst in die Hand zu nehmen. Erfahrungsgemäß ist dieser Prozess extrem tiefgehend – geben Sie ihm die nötige Zeit um sich zu entfalten!

Stairway to Heaven

Ich enthülle und erschaffe die Bereitschaft für immer höher werdende Bewusstseinszustände.

Dieser weiße Korallenpilz wächst am Fuß einer uralten Myrte. Die Essenz ermöglicht uns eine stufenweisen Pfad zu immer höher werdenden Ebenen des Bewusstseins. Sie fördert in Zeiten großer Veränderung ein höheres Gewahrsein und stimmt uns darauf ein, immer „einen Schritt voraus" zu sein.

Erfahrungsgemäß rollen mit der Essenz Wellen des Gewahrseins durch den Körper und klären die Schlacken.

RAUM- UND AURASPRAYS

Drei der Essenzen, Aura Cleaning, Protection und Vital Spark sind zusätzlich als energetische Raum- und Aurasprays erhältlich. Jedes der drei Sprays hat seine eigene Duftkomposition aus erlesenen ätherischen Ölen.

Aura Cleansing Spray

Aurareinigung

Reinigt und erfrischt die Aura, fügt Leichtigkeit und Funkeln zum Energiefeld hinzu. Hervorragend für die Anwendung im Badewasser oder im Sprühfläschchen – kann auf den Körper oder im Haus versprüht werden.

Protection Spray

Schutz

Bietet Schutz vor unerwünschten feinstofflichen, emotionalen Energien. Kann zur Raumreinigung (Space Clearing) verwendet werden.

Vital Spark Spray

Lebensfunke

Stärkt die Vitalität und Lebenskraft, besonders in schockierenden oder traumatischen Situationen, oder wenn wir Angst oder andere extreme Emotionen spüren. Gut für gestresste Tiere und Pflanzen (z.B. beim Umtopfen).

SETS

Es gibt eine Reihe von Sets in unterschiedlichen Zusammenstellungen, die uns bei bestimmten Themen oder in bestimmten Lebensbereichen unterstützen.

Chakraset

Dieses Set besteht aus sieben Essenzen, die mit dem jeweiligen Chakra in Resonanz treten und es anregen, in seinem natürlichen und optimalen Potenzial zu schwingen. Die achte Essenz, Gratefulness (Dankbarkeit) lädt uns dazu ein, das Geheimnis und Wunder von allem, was ist, zu feiern.

Jede Essenz kann einzeln angewendet werden, um mit beliebigen Imbalancen zu arbeiten, oder zusammen als eine Meditation, um die Erfahrung jedes Chakras zu vertiefen und das gesamte System zu harmonisieren.

Das Chakra Set besteht aus den folgenden Essenzen:

Down to Earth, Well Being, Strength, Ecstacy, Authenticity, Clarity, Flight und Gratefulness.

Komplettset

Dieses Komplettset enthält alle 54 Einzelessenzen der Himalayan Flower Enhancers als 15 ml Stockbottles.

Komplettset
Tasmanische Essenzen

Das Set enthält alle 22 Tasmanische Essenzen der Himalayan Flower Enhancers als 15 ml Stockbottles

Therapeutenset 1

Dieses Set besteht aus den folgenden Essenzen als 15 ml Stockbottles:

Aura Cleaning, Chiron, Gateway, Gulaga Orchid, Healing, Let Go, Trust und Vital Spark.

Therapeutenset 2

Dieses Set besteht aus den folgenden Essenzen als 15 ml Stockbottles:

Nirjara 1, Nirjara 2, Pluto, Protection, Repatterning, Sludge Buster, Tracking und Womb with a View.

Transformationset

Dieses Set aus acht Himalayan Flower Enhancers ist eine Gruppe von Essenzen, die als Hilfe verwendet werden können, um schnelle Transformation und Restrukturierung zu unterstützen, sowohl auf persönlicher als auch auf organisatorischer Ebene.

Das Transformations Set besteht aus den folgenden Essenzen:

Cedar, White Orchid, Gulaga, Let Go, Gateway, Nirjara 1, Nirjara 2 und Gulaga Crystal.

Set für Liebe & Sexualität (Singles)

Dieses Essenzenset wurde zusammengestellt, um Menschen dabei zu unterstützen, sich selbst kennenzulernen und zu lieben, indem sie sowohl ihre Fehler als auch ihre Tugenden annehmen. Ein Mensch, der zuhause in seinem Alleinsein entspannt und glücklich damit ist, wer er ist, ist sehr attraktiv.

Dieses Set besteht aus den folgenden Essenzen:

Children's Flower, Chiron, Down to Earth, Expansion, Gulaga Orchid, Hidden Splendour, Let Go und Well Being.

Set für Liebe & Sexualität (Paare)

Der Sinn dieses Sets besteht darin, Paare dabei zu unterstützen, ihre Freude und Intimität zu vertiefen und ihnen dabei zu helfen, durch die Herausforderungen hindurchzukommen, die auftauchen, wenn zwei Menschen eine Liebesbeziehung eingehen.

Dieses Set besteht aus den folgenden Essenzen:

Champagne, Ecstasy, Goddess, Golden Dawn, Heart of Tantra, Trust, Warrior und White Orchid.

FORTLAUFENDE TESTLISTE

Diese Testliste ist für Menschen gemacht, die Essenzen per Muskeltest, Pendel, Biotensor oder irgendeine andere Art austesten möchten. Sie enthält alle Essenzen in fortlaufender Nummerierung, so dass Sie einfach über ihre Nummer ausgetestet werden können. Nach dem Namen der Essenz ist die Seitenzahl angegeben, auf der Sie die Beschreibung in diesem Buch finden können.

BEZUGSQUELLEN

Die Himalayan Flower Enhancers können in Deutschland, Österreich und der Schweiz, sowie aus allen Ländern der Europäischen Union bezogen werden bei:

Der Essenzenladen
Schweinheimer Str. 6 B
63739 Aschaffenburg
Deutschland

Tel.: +49 (0) 6021 22001
Fax: +49 (0) 6021 22010
E-Mail: info@essenzenladen.de
https://www.essenzenladen.de

Für Bestellungen aus dem nichteuropäischen Ausland finden Sie einen Distributor in Ihrer Nähe auf der offiziellen Website von Tanmaya:

http://www.himalaya.com.au

Kurzreferenz der Himalayan Flower Enhancers